SEJA

MESTRE DAS SUAS EMOCÕES

E TENHA UMA VIDA PLENA

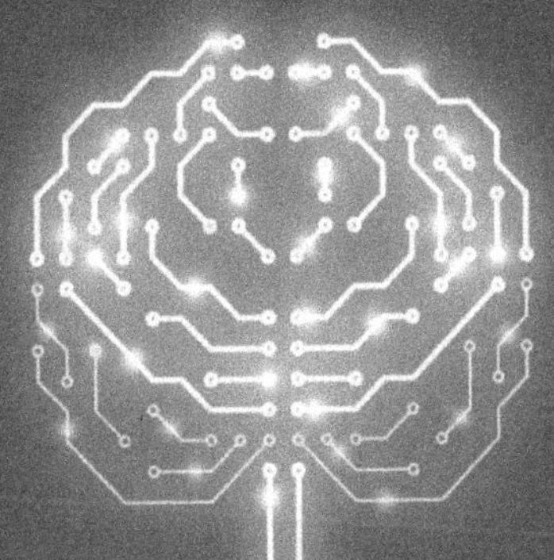

IGOR GOLDIM

Seja

MESTRE

DAS SUAS

EMOÇÕES

E TENHA UMA VIDA PLENA

IGOR GOLDIM

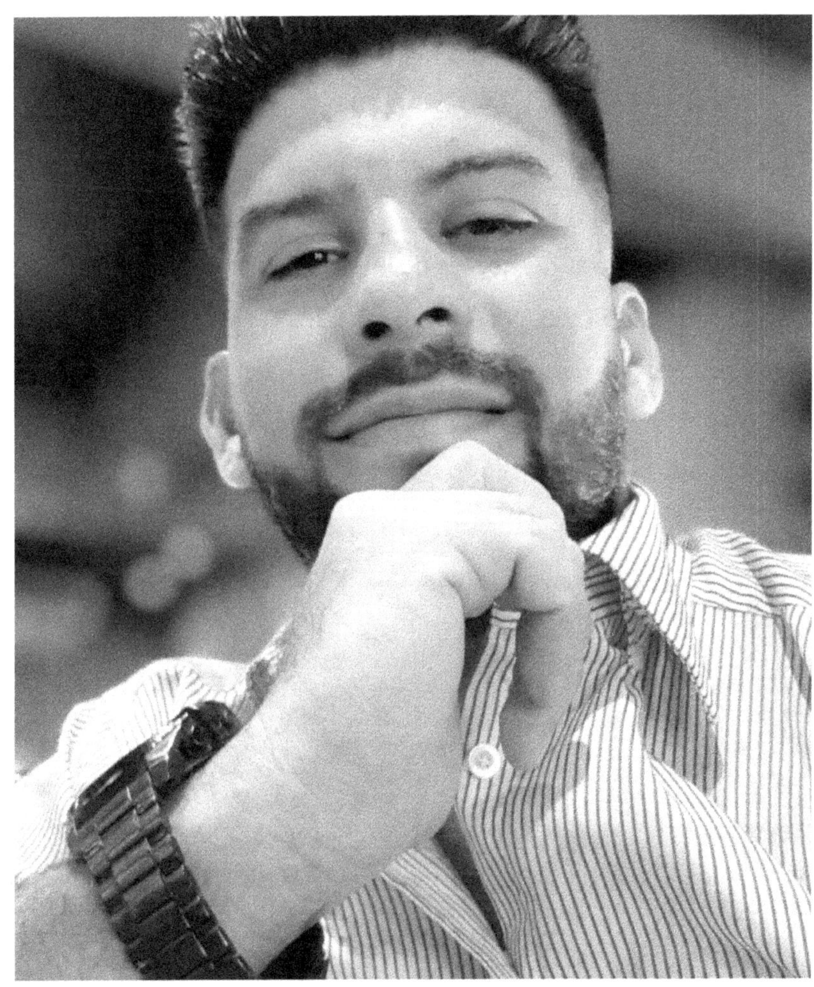

IGOR GOLDIM

Igor Goldim, é um Analista de Sistemas por formação e possui mais de 22 anos de experiência profissional. Há quatro anos, ele sentiu que sua vida carecia de propósito e iniciou uma busca incansável por autoconhecimento, espiritualidade, consciência e clareza. Ao longo desse caminho, ele estudou sob a orientação de mestres como Hélio Couto, Bob Proctor, Joe Dispenza, Joseph Murphy, Pablo Marçal, Elaine Ourives, Michael Arruda, Candice E. S. Engler, Jackson Engler e outros. Desde então, ele se tornou um Especialista e Terapeuta Vibracional, Hipnoterapeuta, praticante de PNL e Mestre Reiki.

Indice

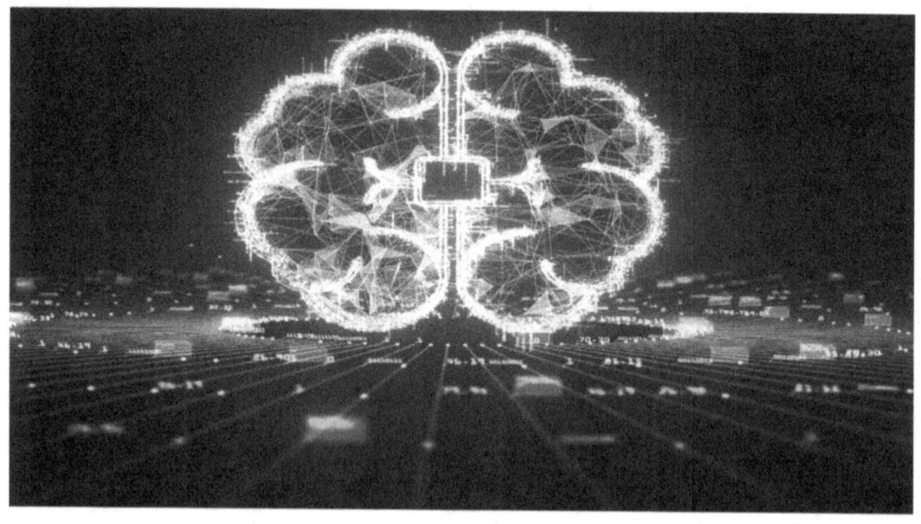

Prezado Leitor,

Quero começar expressando minha profunda gratidão por baixar meu e-book. É uma honra e alegria saber que você escolheu investir seu tempo e energia nessa jornada comigo.

Através deste e-book, compartilho insights, técnicas e conhecimentos que podem auxiliá-lo em sua busca por realização interior e harmonia, para se tornar um Mestre de suas Emoções. E se este e-book for capaz de inspirá-lo a embarcar em novos caminhos de autodescoberta, clareza, espiritualidade e elevação vibracional, eu já considero isso um grande sucesso!

Espero que você encontre a inspiração necessária para elevar sua frequência vibracional e manifestar os desejos mais profundos do seu coração, controlando suas emoções e sendo verdadeiramente o Mestre de sua vida.

Gratidão e Boa Leitura!

á parou para considerar o incrível poder que suas emoções exercem sobre a sua vida? Emoções não são meros sentimentos passageiros; elas são a força motriz por trás das decisões que tomamos, das conexões que estabelecemos e do rumo que nossa jornada toma. Se alguma vez se viu sobrecarregado por emoções negativas como medo, raiva ou tristeza, ou se anseia por vivenciar a plenitude de emoções positivas como amor, alegria e gratidão, então este e-book é para você.

Imagine, por um momento, viver em um estado de equilíbrio emocional onde serenidade e felicidade fluem como um rio constante em sua vida. Visualize-se capacitado para enfrentar desafios, transformando obstáculos em oportunidades. Isso não é um sonho inatingível; é uma realidade ao alcance de todos nós.

Aqui, você embarcará em uma jornada de autodescoberta e transformação. Vamos adentrar profundamente no mundo das emoções, explorar a renomada Escala Emocional de David Hawkins e desvendar os segredos da física quântica. Juntos, descobriremos como elevar sua vibração emocional pode abrir portas para um novo nível de realização, saúde e sucesso.

Neste e-book, você aprenderá práticas e técnicas comprovadas para elevar suas emoções, capacitando-o a assumir as rédeas de sua vida e conduzi-la em direção ao bem-estar e à realização. Você descobrirá como o entendimento da física quântica pode expandir seus horizontes e como a Escala Emocional de David Hawkins pode ser seu guia para uma vida mais significativa.

Então, está pronto para dar o primeiro passo em direção a uma vida na qual você é o mestre de suas emoções, e não o contrário? Prepare-se para uma jornada transformadora que o levará a um estado mais elevado de consciência, plenitude e conquista. É hora de elevar sua vibração e se tornar o arquiteto de sua própria felicidade. Vamos começar.

Entendendo a Escala Emocional de David Hawkins

Capítulo 1: Compreendendo a Escala Emocional de David Hawkins

Você já se perguntou como suas emoções podem ser classificadas e como isso afeta profundamente sua jornada pessoal? Prepare-se para uma revelação surpreendente que abrirá as portas para uma nova compreensão de si mesmo e de suas emoções.

A Escala Emocional de David Hawkins é uma ferramenta extraordinária que nos guia através das complexidades do nosso mundo emocional. Ela fornece uma visão clara das emoções humanas, indo desde as mais densas e limitantes até as mais leves e libertadoras. Imagine ser capaz de identificar onde você está na escala e, mais importante, como elevar-se a níveis emocionais mais elevados.

Ao dominar a Escala Emocional, você terá o poder de transformar radicalmente sua vida. Você será capaz de transcender emoções negativas que podem estar segurando você e impedindo-o de atingir seu verdadeiro potencial. As correntes da raiva, do medo e da tristeza começarão a se soltar, abrindo espaço para sentimentos de amor, alegria e gratidão.

Mas isso é apenas o começo! Conforme exploramos juntos a Escala Emocional de David Hawkins, você também descobrirá como essa compreensão se relaciona com a física quântica, um campo fascinante que revela como nossa vibração emocional está intrinsecamente ligada à nossa experiência de vida.

Imagine um futuro em que você pode direcionar suas emoções para criar a realidade que deseja. Um futuro em que você não é mais prisioneiro de emoções limitantes, mas sim um mestre de suas próprias respostas emocionais. Este é o poder da Escala Emocional de David Hawkins, e este e-book o guiará para desbloquear esse poder em sua própria vida.

Esta escala é uma bússola que pode guiá-lo em direção a uma vida emocionalmente rica e satisfatória. Ao longo deste e-book, exploraremos em detalhes como cada uma dessas emoções impacta sua vida e como você pode elevar sua vibração emocional para alcançar níveis de sucesso e satisfação que talvez você nunca tenha imaginado.

Continue lendo e embarque nesta jornada de autodescoberta e transformação. O conhecimento que você está prestes a adquirir será a chave para desbloquear uma vida de plenitude, propósito e felicidade. Nas seções seguintes, desvendaremos os segredos desta fascinante escala e como ela pode ser sua aliada na busca por uma vida emocionalmente rica e satisfatória.

Impotência: Encontrando Força na Adversidade

A impotência é uma emoção que frequentemente surge quando enfrentamos desafios avassaladores. Ela nos faz sentir impotentes e incapazes de lidar com as circunstâncias. No entanto, mesmo nas situações mais desafiadoras, é possível encontrar força interior para superar a adversidade.

Tristeza: Honrando as Emoções

A tristeza é uma emoção natural em resposta à perda. Ela nos permite processar a dor e o luto. Em vez de evitar a tristeza, honre-a e permita-se senti-la. A tristeza é uma parte importante do processo de cura.

Indiferença: Despertando a Sensibilidade

A indiferença é um estado de apatia emocional no qual nos tornamos insensíveis às emoções. Para elevar sua vibração a partir da indiferença, comece a prestar atenção às suas emoções e às das pessoas ao seu redor. Cultive a empatia e a compreensão.

Medo: Despertando a Coragem Interior (Repetido)

O medo é uma emoção poderosa, uma voz que nos alerta sobre o desconhecido. No entanto, muitas vezes nos impede de explorar, crescer e viver plenamente. A chave para superar o medo é a coragem. Imagine o que você pode alcançar quando a coragem o guia em direção ao desconhecido.

Desejo: A Centelha da Conquista (Repetido)

O desejo é uma centelha que acende a chama da realização. Ele o impulsiona a perseguir seus objetivos com paixão e entusiasmo. Visualize o que você deseja e tome ações consistentes para alcançá-lo. O desejo é o combustível que alimenta suas aspirações.

Raiva: A Chama Que Pode Consumir ou Transformar (Repetido)

A raiva é uma chama ardente que pode consumi-lo ou provocar mudanças. Ela surge em resposta a injustiças e desafios, mas sua energia pode ser direcionada de forma construtiva. Aprenda a gerenciar a raiva, expressá-la de maneira saudável e usá-la como uma força motivadora para mudanças positivas.

Orgulho: O Desafio da Humildade

O orgulho é uma emoção que nos faz sentir superiores aos outros. Pode ser uma barreira para a conexão e o entendimento. Pratique a humildade reconhecendo que todos têm algo a ensinar e que somos todos iguais em nossa essência humana.

Coragem e Aceitação: Abraçando Sua Autenticidade (Repetido)

Coragem e aceitação são o ponto de virada emocional. Eles o capacitam a transcender emoções negativas e abraçar sua autenticidade. A coragem permite que você enfrente desafios com determinação, enquanto a aceitação permite que você se ame e aceite como é.

Neutro: Calma Interior

O estado neutro é caracterizado pela calma e serenidade. É um estado no qual não somos dominados por emoções negativas, nem estamos experimentando emoções intensas. Acalme a mente e pratique a presença para encontrar a paz interior.

Disposição: Abraçando a Alegria

A disposição é uma emoção leve e alegre. Ela nos faz sentir bem e radiantes. Cultive a disposição encontrando alegria nas pequenas coisas da vida e saboreando cada momento.

Aceitação: O Caminho para a Paz Interior

A aceitação é uma emoção que nos permite abraçar a realidade como ela é, sem resistência. Ela nos conduz a um estado de paz interior, onde podemos encontrar contentamento independentemente das circunstâncias.

Razão: O Poder do Conhecimento

A razão é uma emoção relacionada à busca de conhecimento e compreensão. Ela nos permite fazer perguntas e procurar respostas. Cultive a razão expandindo seu conhecimento e buscando a verdade.

Amor: A Força que Conecta e Cura (Repetido)

O amor é uma das emoções mais elevadas e transformadoras. É a força que nos une, nos permite entender e apoiar uns aos outros. Pratique o amor em todas as suas formas: o amor por si mesmo, o amor pelos outros e o amor pelo mundo. O amor é a essência da conexão humana e da cura.

Alegria: A Celebração da Vida

A alegria é uma emoção de alta vibração que nos faz celebrar a vida. Ela nos permite ver o lado positivo das coisas e aproveitar cada momento. Cultive a alegria encontrando beleza e gratidão no mundo ao seu redor.

Paz: O Estado de Realização Interior

A paz é o ápice da Escala Emocional de David Hawkins. É um estado de realização interior no qual não há conflito interno. Cultive a paz através da meditação, da prática da compaixão e da busca da harmonia interior.

Iluminação: Alcançando a Sabedoria Suprema

A iluminação é o ponto culminante da Escala Emocional de David Hawkins. É um estado de consciência superior no qual a sabedoria transcendental se manifesta. Embora a iluminação possa parecer inatingível para a maioria de nós, é importante lembrar que o caminho para ela começa com a busca constante do crescimento espiritual e autoconhecimento.

Ao longo desta jornada, é essencial lembrar que todas as emoções têm um propósito e podem ser usadas construtivamente. Nossas emoções nos guiam, ensinam e capacitam a crescer como indivíduos. Quando aprendemos a reconhecer, aceitar e transformar nossas emoções, podemos elevar nossa vibração emocional e viver uma vida mais gratificante e significativa.

Cada etapa nesta escala oferece uma oportunidade de autotransformação e crescimento pessoal. À medida que continua a ler este e-book, você descobrirá estratégias práticas para elevar sua vibração emocional, viver em estados emocionais mais elevados e manifestar uma realidade que reflete sua verdadeira essência.

Continue explorando, pois o próximo capítulo revelará ferramentas e técnicas que o ajudarão a aplicar essas lições em sua vida cotidiana, capacitando-o a se tornar verdadeiramente um mestre de suas emoções.

Elevação Vibracional com a Física Quântica

Agora que você compreendeu a importância de dominar suas emoções e explorou a Escala Emocional de David Hawkins, estamos prontos para embarcar em uma fascinante jornada pelo mundo da física quântica. Prepare-se para uma exploração que revelará os segredos do universo e fornecerá ferramentas poderosas para elevar sua vibração emocional a níveis extraordinários.

Física Quântica: A Ciência da Realidade Subjetiva

A física quântica é uma das conquistas mais intrigantes da ciência moderna. Ela revela que a realidade é muito mais fluida e subjetiva do que imaginamos. À medida que mergulhamos nas profundezas do mundo quântico, descobrimos que a energia e a consciência desempenham papéis cruciais na criação de nossa realidade.

Imagine a possibilidade de moldar sua vida de acordo com seus desejos mais profundos, manifestando sonhos e objetivos com facilidade e vivendo em um estado de abundância e amor. A física quântica nos ensina que isso não é apenas uma fantasia, mas uma realidade potencial.

O Poder da Intenção e da Consciência

Um dos princípios fundamentais da física quântica é que a observação consciente afeta o comportamento das partículas subatômicas. Isso significa que nossa intenção e consciência desempenham um papel ativo na criação de nossa realidade. Quando direcionamos nossa atenção e energia para o que desejamos, começamos a atrair essas experiências para nossas vidas.

Imagine o que aconteceria se você pudesse aprender a direcionar sua intenção de forma clara e proposital para criar a vida dos seus sonhos. Isso não é apenas uma possibilidade distante; é um poder que você já possui dentro de si, esperando para ser desbloqueado.

Elevação Vibracional na Física Quântica

Na física quântica, descobrimos que tudo no universo é energia, e essa energia vibra em frequências específicas. Nossas emoções e pensamentos também são energia e têm suas próprias frequências vibracionais. Quando você eleva sua vibração emocional, você se alinha com frequências mais elevadas de energia, atraindo experiências que ressoam com essa vibração.

Imagine a possibilidade de viver em um estado de alegria, amor e gratidão, onde suas emoções e pensamentos estão alinhados com as frequências mais elevadas do universo. Nesse estado, você se torna um ímã para as melhores coisas da vida.

Ressonância: Sintonizando a Realidade Desejada

Um conceito-chave na física quântica é a ressonância. Isso significa que, quando você está sintonizado com uma determinada vibração energética, você atrai automaticamente experiências e circunstâncias que ressoam com essa vibração. Em outras palavras, você colhe o que semeia energeticamente.

Imagine o que aconteceria se você pudesse aprender a sintonizar conscientemente sua vibração emocional com a realidade que deseja criar. Ao entender os princípios da ressonância, você se torna o maestro de sua própria sinfonia, atraindo harmonia e abundância para sua vida.

Mente sobre Matéria: Moldando a Realidade com o Pensamento

Outro princípio importante da física quântica é que a mente tem o poder de moldar a matéria. Experimentos quânticos demonstraram que nossos pensamentos e observações influenciam diretamente o comportamento das partículas subatômicas. Isso significa que nossos pensamentos não são apenas pensamentos; são ferramentas criativas que podem influenciar o mundo ao nosso redor.

Imagine o que aconteceria se você pudesse dominar o poder da mente sobre a matéria, transformando seus pensamentos em ferramentas de manifestação. A física quântica nos mostra que esse é um poder que todos nós possuímos, esperando ser usado conscientemente.

O Papel das Emoções: O Eixo da Elevação Vibracional

Nossas emoções desempenham um papel central na criação de nossa realidade. Quando experimentamos emoções negativas como medo, raiva ou tristeza, nossa vibração diminui, atraindo experiências indesejáveis. Por outro lado, quando experimentamos emoções positivas como amor, gratidão e alegria, nossa vibração aumenta, e nos tornamos ímãs para experiências mais positivas.

Imagine o que aconteceria se você pudesse aprender a controlar suas emoções e elevar consistentemente sua vibração. Você se tornaria um farol de positividade, atraindo circunstâncias que refletem sua energia elevada.

Prática Diária: A Chave para a Elevação Vibracional

A física quântica oferece insights profundos sobre como criar a realidade que desejamos. No entanto, a verdadeira transformação ocorre por meio da prática diária e de um compromisso constante com o crescimento pessoal.

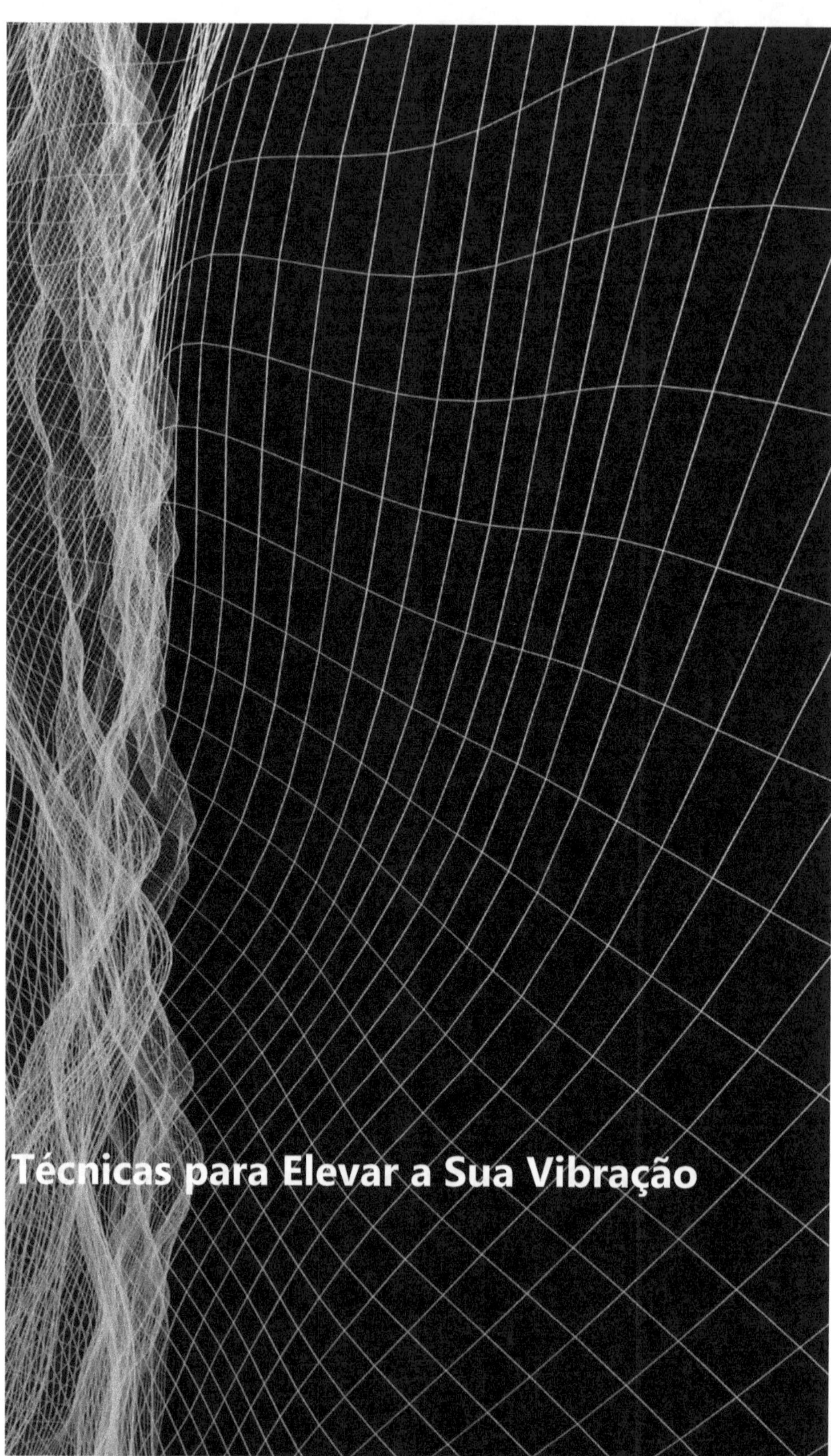
Técnicas para Elevar a Sua Vibração

Neste capítulo, entraremos no mundo das técnicas práticas que o capacitarão a elevar a sua vibração emocional e manifestar uma realidade verdadeiramente excepcional. Prepare-se para uma jornada de autoconhecimento e transformação, pois o conhecimento que está prestes a adquirir é o segredo para uma vida repleta de amor, alegria e sucesso.

Respiração Consciente: A Chave para Elevação Instantânea

Uma das técnicas mais simples e incrivelmente poderosas para elevar a sua vibração é a respiração consciente. Quando você se torna consciente da sua respiração, conecta-se diretamente com o momento presente. Isso acalma a mente, reduz o estresse e eleva a sua energia vibracional instantaneamente.

Imagine o que aconteceria se você pudesse aprender a respirar conscientemente nos momentos de estresse, ansiedade ou tristeza. Você se tornaria um mestre da serenidade, capaz de manter uma alta vibração mesmo diante de desafios.

Meditação: A Jornada Interior

A meditação é uma técnica antiga com o poder de transformar a sua vida. Ela permite que você acesse estados mais elevados de consciência, onde a paz, a clareza e a criatividade florescem. A prática regular da meditação não apenas eleva a sua vibração, mas também melhora a sua saúde mental, emocional e física.

Imagine o que aconteceria se você tornasse a meditação diária um hábito. Você se tornaria um mestre da sua mente, capaz de direcionar os seus pensamentos e emoções conscientemente, criando a realidade que deseja.

Visualização Criativa: Moldando o Futuro

A visualização criativa é uma técnica poderosa que usa a imaginação para criar a realidade desejada. Quando você visualiza vividamente com emoção, envia uma mensagem poderosa ao universo, atraindo experiências que se alinham com a sua visão.

Imagine o que aconteceria se você pudesse aprender a visualizar os seus objetivos com clareza e paixão. Você se tornaria um alquimista da sua própria realidade, transformando sonhos em realidade por meio da visualização.

Afirmações Positivas: Reprogramando a Mente Subconsciente

Afirmações positivas são declarações que você repete para si mesmo a fim de reprogramar a sua mente subconsciente. Quando você afirma algo com confiança e convicção, a sua mente começa a acreditar, e isso se manifesta na sua realidade.

Imagine o que aconteceria se você pudesse usar afirmações positivas para substituir crenças limitantes por crenças fortalecedoras. Você se tornaria um construtor de autoconfiança, autoestima e sucesso.

Ação como Catalisador: Manifestando no Mundo Físico

Por fim, lembre-se de que a ação é a chave para manifestar os seus desejos no mundo físico. Após elevar a sua vibração com técnicas como respiração consciente, meditação, visualização e afirmações positivas, é crucial dar passos deliberados em direção aos seus objetivos.

Gratidão como a Chave para a Abundância

A gratidão é uma das emoções mais elevadas que você pode cultivar. Quando você se concentra no que é grato, atrai mais motivos para ser grato. Pratique a gratidão diariamente, mantendo um diário de gratidão e reconhecendo as bênçãos que já possui. Isso elevará a sua vibração e abrirá as portas para mais abundância e felicidade.

Compaixão como Catalisador da Elevação

A compaixão é outra emoção de alta vibração que pode transformar a sua vida. Ao mostrar compaixão a si mesmo e aos outros, você se conecta mais profundamente com a humanidade e constrói laços mais fortes. Pratique a compaixão sendo gentil consigo mesmo e estendendo a mão para ajudar os outros.

O Poder da Natureza: Recarregando a Sua Energia

A natureza é uma fonte infinita de energia e inspiração. Passar tempo ao ar livre, seja em uma caminhada na floresta, um dia na praia ou simplesmente assistindo ao pôr do sol, pode elevar a sua vibração e renovar as suas energias. Faça da natureza a sua aliada na busca pela elevação emocional.

A Frequência da Música: Uma Poderosa Ferramenta de Elevação

A música tem o poder de afetar profundamente as nossas emoções e vibração. Escolha músicas que ressoem com emoções positivas, alegria e amor. Ouça essas músicas regularmente para elevar a sua vibração e criar um ambiente vibracional positivo ao seu redor.

A Prática da Generosidade: Dar para Receber

A generosidade é uma maneira poderosa de elevar a sua vibração. Ao dar aos outros, você cria um ciclo de energia positiva que retorna a você de maneiras surpreendentes. Pratique a generosidade por meio de atos de bondade, doações de tempo ou dinheiro e observe como ela eleva a sua vibração e atrai mais abundância para a sua vida.

Conectando-se com a Sua Essência: Yoga e Mindfulness

Práticas como o yoga e o mindfulness ajudam você a se conectar com a sua essência interior. Elas ensinam a estar presente no momento, ouvir o seu corpo e mente, e elevar a sua vibração por meio da harmonia interior. Integre essas práticas na sua rotina diária para transformar a sua vida.

A Energia dos Cristais: Ampliando a Sua Vibração

Os cristais possuem propriedades energéticas únicas e podem ser usados para ampliar a sua vibração. Escolha cristais que ressoem com emoções positivas, como quartzo rosa para o amor ou ametista para a paz. Mantenha esses cristais por perto ou medite com eles para elevar a sua energia.

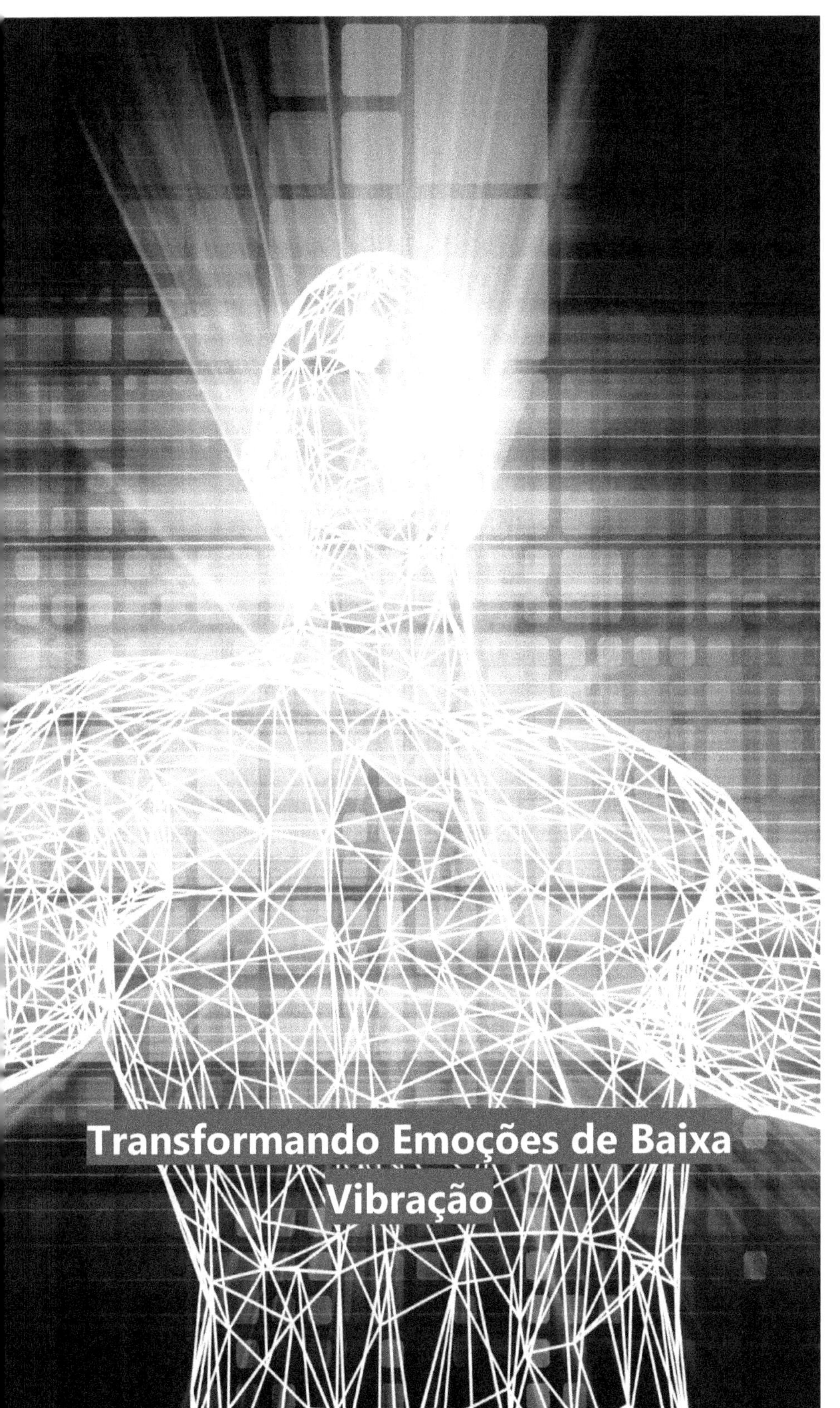
Transformando Emoções de Baixa
Vibração

Neste capítulo, mergulharemos fundo na alquimia emocional, onde você aprenderá a transformar emoções de baixa vibração em estados emocionais elevados. Prepare-se para descobrir o poder transformador que reside em você, capaz de converter a escuridão em luz, a tristeza em alegria e o medo em coragem.

O Desafio das Emoções de Baixa Vibração

Todos nós enfrentamos momentos em que somos dominados por emoções de baixa vibração, como medo, raiva, tristeza ou ansiedade. Essas emoções podem parecer assustadoras e paralisantes. No entanto, neste capítulo, você descobrirá que essas emoções não são obstáculos insuperáveis, mas oportunidades de transformação.

Alquimia Emocional: Transformando Chumbo em Ouro

A alquimia emocional é o processo de transmutar emoções negativas em estados emocionais positivos. Assim como os alquimistas antigos buscavam transformar o chumbo em ouro, você aprenderá a transformar emoções de baixa vibração em estados de alta vibração. Isso não apenas melhora a qualidade de vida, mas também amplia sua capacidade de manifestar seus desejos.

O Poder da Aceitação e da Autocompaixão

Um dos primeiros passos na alquimia emocional é a aceitação. Aceite suas emoções negativas sem julgamento. Entenda que essas emoções são mensageiras, sinalizando áreas de sua vida que precisam de atenção. Pratique a autocompaixão, tratando-se com bondade e compreensão, como faria com um querido amigo.

O Poder da Intenção e da Gratidão

A intenção é uma ferramenta poderosa na alquimia emocional. Estabeleça a intenção de transformar suas emoções e elevar sua vibração. Pratique a gratidão encontrando motivos para ser grato, mesmo nos momentos mais desafiadores. A gratidão é uma maneira eficaz de mudar o foco das emoções negativas para as positivas.

A Jornada de Autodescoberta

Lembre-se de que a alquimia emocional não é um processo rápido ou linear. É uma jornada de autodescoberta e crescimento pessoal. À medida que você pratica a transformação de emoções de baixa vibração, não apenas eleva sua própria vibração, mas também inspira e ajuda aqueles ao seu redor.

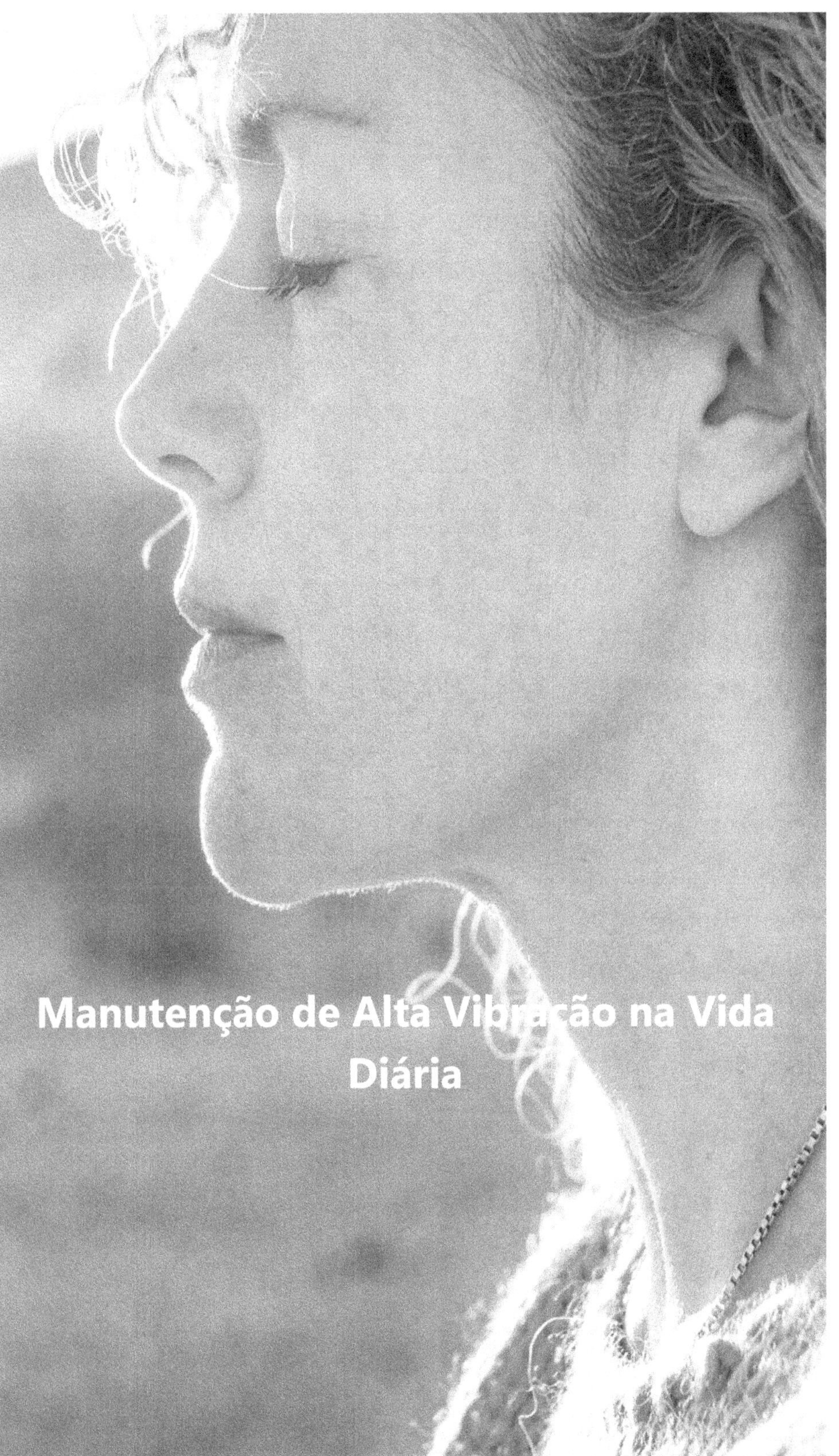
Manutenção de Alta Vibração na Vida Diária

Neste capítulo, exploraremos a arte de manter uma alta vibração em sua vida cotidiana. Você descobrirá como incorporar as práticas e princípios que aprendeu até agora em sua vida diária, tornando-se um mestre de sua própria energia e criando uma vida repleta de amor, alegria e sucesso. Esteja preparado para a jornada que o levará além dos limites de sua vida atual e em direção a um estado de constante alta vibração.

O Desafio de Manter uma Alta Vibração

Manter uma alta vibração na vida cotidiana pode parecer uma tarefa desafiadora, especialmente ao enfrentar as complexidades e demandas da vida moderna. No entanto, neste capítulo, você descobrirá que é possível e até recompensador viver em um estado de alta vibração, independentemente das circunstâncias externas.

O Poder de uma Rotina para Elevar a Vibração

Uma rotina diária para elevar sua vibração é a espinha dorsal da manutenção de uma alta vibração. Aprenda como integrar práticas como meditação, visualização, afirmações positivas e exercícios de gratidão em sua vida diária. Ao fazer isso, você estabelece um padrão de energia positiva que permeia todas as áreas de sua vida.

A Importância da Escolha Consciente

Manter uma alta vibração envolve escolhas conscientes. Escolha conscientemente pensamentos, emoções e ações que o elevem. Lembre-se de que você tem o poder de escolher como responder a qualquer situação. Ao fazer escolhas alinhadas com sua alta vibração, você cria uma espiral ascendente de positividade.

Cultivando Relacionamentos Saudáveis

Os relacionamentos desempenham um papel crucial em nossa vibração emocional. Cultive relacionamentos que o apoiam e elevam. Mantenha distância de relacionamentos tóxicos que drenam sua energia. Relacionamentos saudáveis nutrem sua vibração e enriquecem sua vida.

A Prática da Compaixão e do Perdão

Compaixão e perdão são elementos essenciais para manter uma alta vibração. Pratique a compaixão consigo mesmo e com os outros. Aprenda a perdoar, deixando de lado ressentimentos e queixas. A paz interior que você obtém por meio da compaixão e do perdão é uma fonte constante de elevação.

Atenção Plena no Momento Presente

A atenção plena é uma prática poderosa para manter uma alta vibração. Esteja presente no momento atual, saboreie cada experiência e evite remoer o passado ou se preocupar com o futuro. A atenção plena aumenta sua consciência e sua vibração.

A Jornada Continua: Evolução Pessoal Constante

Lembre-se de que manter uma alta vibração é uma jornada contínua de evolução pessoal. À medida que você aplica os princípios deste capítulo em sua vida cotidiana, você se torna um mestre de sua própria energia. Cada escolha consciente, cada pensamento positivo e cada ato de amor próprio o conduzem a um estado de constante alta vibração.

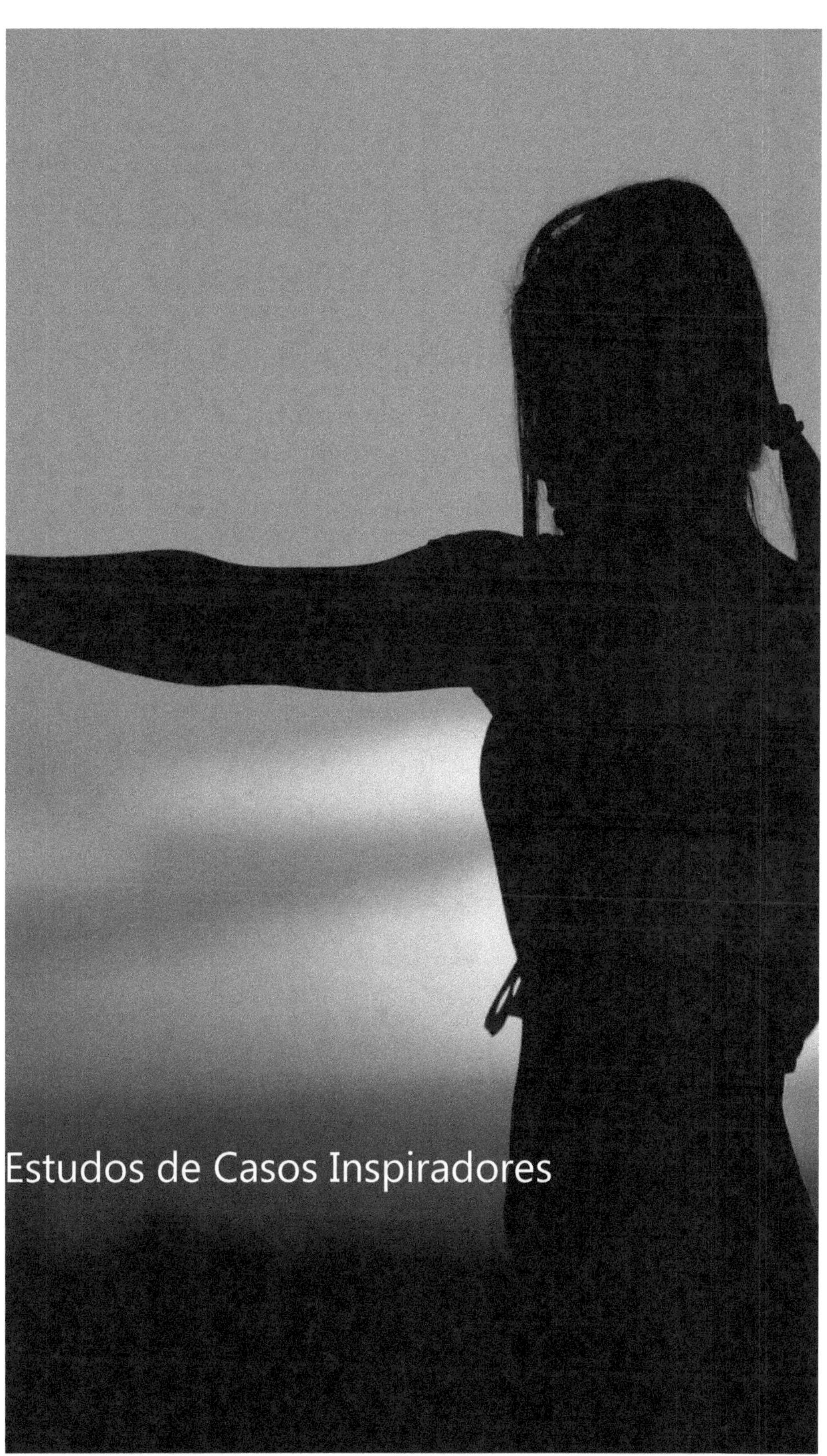
Estudos de Casos Inspiradores

Neste capítulo, exploraremos as histórias inspiradoras de pessoas reais que aplicaram os princípios de elevar sua vibração em suas vidas. Prepare-se para conhecer pessoas comuns que enfrentaram desafios extraordinários e transformaram suas emoções, circunstâncias e vidas. Suas histórias são testemunhos vivos do poder da elevação vibracional e vão inspirá-lo a acreditar no extraordinário que pode ser alcançado.

Reescrevendo sua Própria História: O Caso de Ana

Ana, uma mãe solteira que lutou contra anos de depressão e ansiedade, encontrou a chave para a transformação dentro de sua própria mente. Ela começou a praticar meditação diária e a aplicar afirmações positivas em sua vida. À medida que sua vibração emocional aumentava, sua visão de mundo se transformava. Ana não apenas superou a depressão, mas também lançou seu negócio de sucesso, inspirando outros a seguir o exemplo dela.

Da Tristeza para a Gratidão: A História de Marcos

Marcos, que enfrentou uma perda devastadora com a morte de seu cônjuge, compartilha como a prática da gratidão mudou sua vida. Ele começou a manter um diário de gratidão, mesmo nos momentos mais sombrios. Ao focar nas pequenas bênçãos da vida, elevou sua vibração e encontrou um novo senso de propósito e alegria. Hoje, Marcos vive uma vida de amor e gratidão, honrando a memória de seu cônjuge e ao mesmo tempo criando um futuro brilhante.

Da Adversidade para a Resiliência: A Jornada de Sara

Sara, uma sobrevivente de um grave acidente que a deixou com deficiências físicas, compartilha sua jornada de resiliência. Ela aprendeu a aplicar visualização criativa para se ver como uma pessoa saudável e ativa. Com o tempo, sua realidade começou a refletir sua visão, e suas limitações físicas se transformaram em oportunidades para superação. Sara é agora uma atleta adaptada de sucesso e uma inspiração para todos que a conhecem.

A Revolução da Autoestima: O Caso de Pedro

Pedro, que enfrentou décadas de baixa autoestima, revela como a prática de afirmações positivas transformou sua vida. Ele criou uma lista de afirmações que promoviam a autoaceitação e autoestima e as recitou diariamente. À medida que sua vibração emocional aumentava, ele começou a atrair relacionamentos e oportunidades que refletiam seu recém-descoberto amor-próprio. Hoje, Pedro é um exemplo vivo de como elevar a vibração emocional pode transformar a autoestima e a vida.

Da Desesperança para a Autoconfiança: A Jornada de Camila

Camila, uma jovem que lutou contra a ansiedade social por muitos anos, compartilha como a prática da atenção plena e da autoaceitação a ajudou a superar suas inseguranças. Ela começou a meditar e praticar a atenção plena para acalmar sua mente ansiosa. Gradualmente, ela aprendeu a se aceitar plenamente, reconhecendo que sua autenticidade era sua maior força. Agora, Camila é uma palestrante motivacional que inspira os outros a abraçar quem são e a acreditar em si mesmos.

Da Ruína Financeira para a Abundância: O Caso de João

João, que enfrentou uma crise financeira devastadora, compartilha sua incrível jornada de transformação. Ele começou a praticar visualização criativa e usar afirmações positivas para mudar sua mentalidade de escassez para uma mentalidade de abundância. À medida que sua vibração emocional mudava, ele começou a atrair oportunidades de negócios e prosperidade financeira. Hoje, João é um empreendedor de sucesso que ajuda os outros a transformar suas finanças e a viver uma vida abundante.

De Relacionamentos Tóxicos para a Harmonia Familiar: A História de Laura

Laura, que enfrentou relacionamentos familiares tóxicos, compartilha como aprendeu a cultivar a compaixão e o perdão. Ela começou a praticar a compaixão por seus entes queridos e a perdoar a si mesma por ressentimentos passados. À medida que sua vibração emocional aumentou, os relacionamentos familiares começaram a se transformar. Hoje, Laura desfruta de um relacionamento harmonioso com sua família e serve como exemplo de como a elevação emocional pode curar relacionamentos.

Da Solidão para a Comunidade: O Caso de Eduardo

Eduardo, que enfrentou solidão e isolamento, compartilha como encontrou conexão e apoio por meio da gratidão e da generosidade. Ele começou a se envolver em atividades voluntárias e a praticar a gratidão por suas interações sociais. À medida que sua vibração emocional aumentou, ele construiu uma comunidade de amigos solidários e se sentiu mais conectado do que nunca. Hoje, Eduardo advoga pela importância da generosidade e gratidão na construção de relacionamentos significativos.

Essas histórias são um testemunho da capacidade inata de transformação e elevação que todos nós possuímos. À medida que você continua lendo esses estudos de caso inspiradores, será lembrado de que, não importa onde esteja em sua jornada, você tem o potencial de elevar sua vibração emocional e criar uma vida extraordinária. As possibilidades são ilimitadas, e o poder da elevação vibracional está ao seu alcance. Deixe-se inspirar por essas histórias de transformação que provam que você também pode alcançar a elevação vibracional e criar uma vida verdadeiramente excepcional.

Nas histórias inspiradoras que você acabou de ler, testemunhamos o incrível poder da elevação vibracional em ação. Mas como exatamente a Escala de Emoções de David Hawkins e a física quântica desempenharam um papel nessas jornadas de autodescoberta e crescimento pessoal? Vamos desvendar o mistério por trás dessas histórias de transformação e o impacto da elevação vibracional.

A Escala de Emoções de David Hawkins: O Mapa da Elevação

A Escala de Emoções de David Hawkins, como introduzida anteriormente, é um valioso mapa que nos orienta na compreensão de nossas emoções e estados de ser. Em cada um dos casos inspiradores que você leu, os protagonistas aprenderam a identificar suas emoções de baixa vibração e escolher conscientemente emoções de alta vibração.

Ana, Marcos, Sara, Pedro, Camila, João, Laura e Eduardo começaram suas jornadas reconhecendo as emoções que os limitavam. Eles aplicaram a prática da autoconsciência, conforme sugerido na escala de Hawkins, para identificar onde estavam emocionalmente e se comprometeram a elevar sua vibração.

Física Quântica: A Ciência da Manifestação Consciente

A física quântica nos ensina que a realidade é moldada por nossas observações e intenções. Cada um desses casos inspiradores demonstra como a intenção e a atenção consciente foram usadas para manifestar uma nova realidade.

Quando Marcos praticava a gratidão diariamente, na verdade estava mudando a maneira como percebia o mundo e, por sua vez, alterando sua realidade. Da mesma forma, João, aplicando visualização criativa e afirmações positivas, estava usando os princípios da física quântica para atrair a prosperidade para sua vida.

As histórias de Camila, Sara, Pedro, Laura e Eduardo mostram como a transformação interna se reflete no mundo externo. Ao elevar suas vibrações emocionais e abraçar emoções de alta vibração, eles ressoaram com experiências e pessoas que refletiam essas vibrações.

A Síntese da Transformação

Assim, nas histórias de Ana, Marcos, Sara, Pedro, Camila, João, Laura e Eduardo, vemos uma síntese perfeita entre a compreensão das emoções por meio da Escala de Hawkins e a aplicação dos princípios da física quântica. Eles não apenas entenderam suas próprias emoções, mas também se tornaram mestres de sua própria realidade, escolhendo conscientemente as emoções que desejavam experimentar e, assim, moldando o curso de suas vidas.

Esses casos inspiradores são um testemunho da extraordinária sinergia entre a ciência da elevação emocional e a ciência da manifestação consciente. Conforme você continua lendo e aplicando esses princípios em sua própria jornada, lembre-se de que você também tem o poder de transformar sua vida, elevar sua vibração e criar uma realidade verdadeiramente excepcional. Continue lendo e descubra como você pode usar o conhecimento da Escala de Emoções de David Hawkins e da física quântica para moldar seu destino de maneira positiva e emocionante.

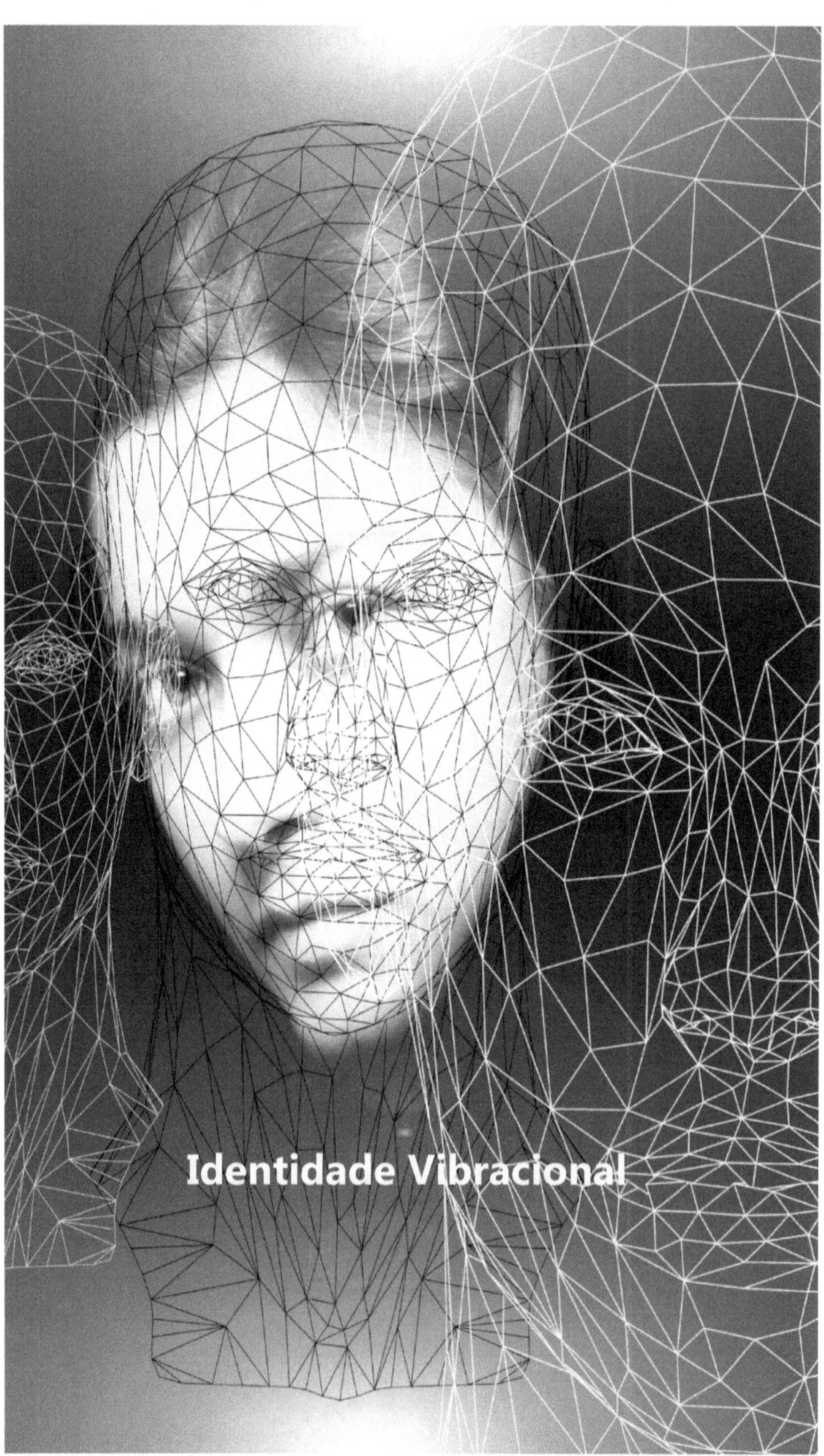
Identidade Vibracional

Neste capítulo, embarcaremos em uma jornada profunda e transformadora em direção ao entendimento de sua verdadeira identidade vibracional. Prepare-se para explorar as camadas mais profundas de sua essência e descobrir o poder inexplorado que reside dentro de você. Este é um capítulo que abrirá portas para um novo nível de autodescoberta e autotransformação, e você não vai querer perder nenhum detalhe.

A Máscara que Usamos: Identidade Social

Desde o nascimento, somos moldados pela sociedade e pelas expectativas dos outros. Desenvolvemos uma identidade social, uma máscara que usamos para nos encaixar e sermos aceitos. No entanto, essa identidade muitas vezes nos distancia de nossa verdadeira essência vibracional.

A Essência Interior: Sua Verdadeira Identidade Vibracional

Sua verdadeira identidade vibracional é a essência interior que existe além das máscaras sociais. É a energia pura que você é quando se livra das influências externas e se conecta com sua verdadeira natureza. Descobrir sua identidade vibracional é como encontrar um tesouro escondido dentro de si mesmo.

A Frequência do que Você É

Cada pessoa possui uma frequência vibracional única que reflete sua identidade mais profunda. É a soma de suas emoções, pensamentos, crenças e experiências. Descobrir sua frequência é como encontrar sua nota única em uma grande sinfonia cósmica.

Desvendando a Identidade Vibracional: O Caminho da Autoconsciência

A autoconsciência é a chave para desvendar sua identidade vibracional. É uma jornada de exploração interna que envolve a observação de suas emoções, pensamentos e padrões de comportamento. À medida que você se torna mais autoconsciente, começa a desvendar as camadas de condicionamento social e a acessar sua verdadeira identidade.

Conectando-se com o Eu Autêntico: Elevação Vibracional Profunda

Conforme você sintoniza sua autêntica identidade vibracional, experimenta uma elevação emocional profunda. Sua vibração se expande, e você se sente mais alinhado com seu propósito e paixões. Essa conexão com o eu autêntico é a chave para manifestar uma vida de significado e realização.

A Jornada para a Autorrealização

A identidade vibracional não é um destino final, mas uma jornada contínua de autorrealização. À medida que você continua a explorar e integrar sua verdadeira identidade, torna-se mais capacitado para criar a vida dos seus sonhos e impactar positivamente o mundo ao seu redor.

Este é um capítulo que o convida a adentrar em sua própria essência e descobrir quem você realmente é. À medida que você lê e absorve as percepções e exercícios que este capítulo oferece, você se aproxima de sua verdadeira identidade vibracional. Continue lendo porque o próximo capítulo revelará práticas poderosas para ajudá-lo a ancorar essa identidade em sua vida cotidiana e criar uma realidade que ressoa com sua essência mais profunda. A jornada para a autorrealização está apenas começando, e o futuro está repleto de possibilidades empolgantes. Não perca a oportunidade de descobrir sua verdadeira identidade vibracional e criar uma vida apaixonada e autêntica. Continue lendo e descubra a magia da Identidade Vibracional.

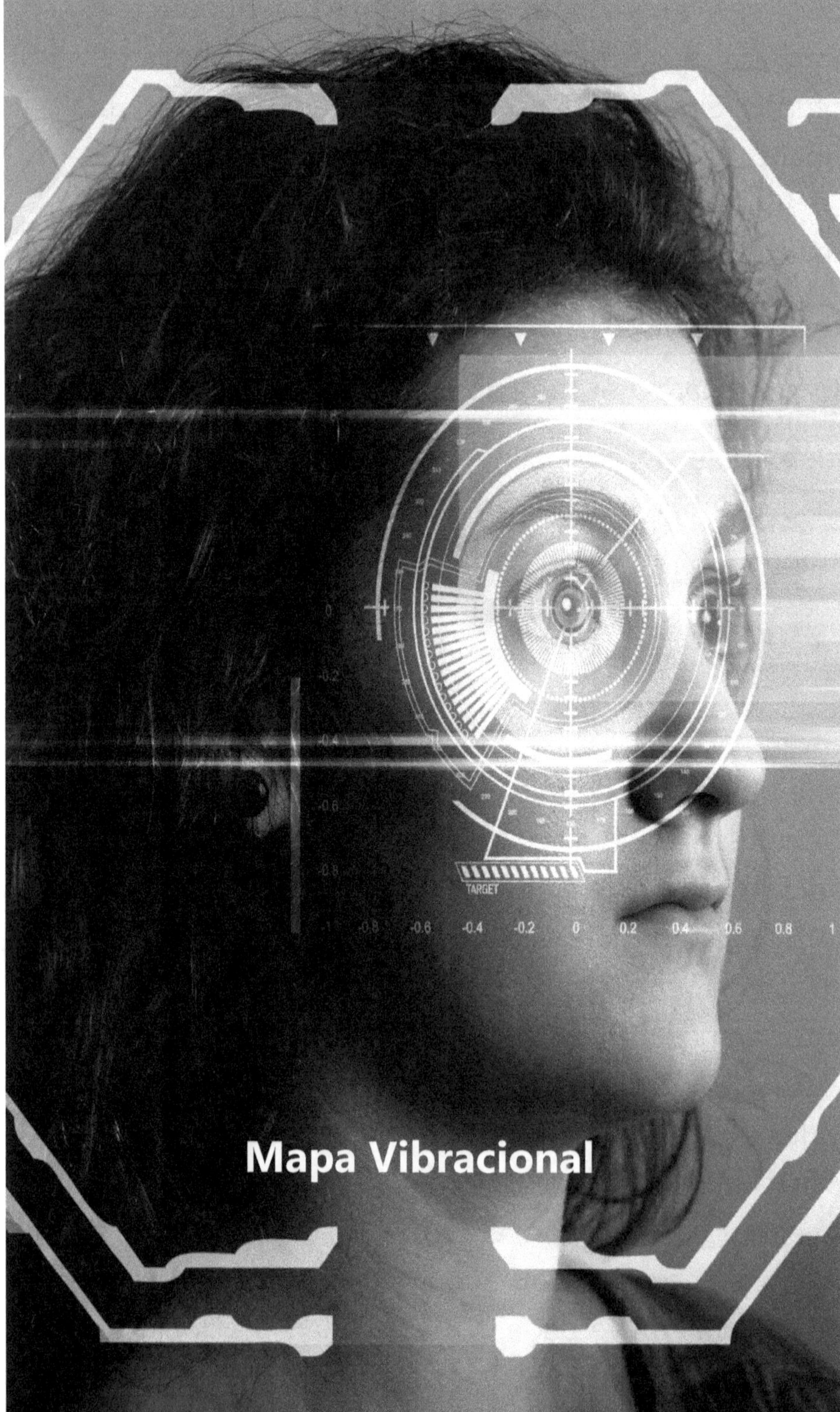

TARGET
Mapa Vibracional

Neste capítulo, embarcaremos em uma jornada única de exploração interior, onde você aprenderá a mapear vibrações em todas as áreas de sua vida. Este é um capítulo essencial que o guiará na criação de um mapa vibracional pessoal, revelando os segredos por trás de suas experiências e mostrando como você pode transformar cada aspecto de sua realidade. Prepare-se para desvendar os mistérios de como suas vibrações influenciam todas as áreas de sua vida.

A Interconexão de Todas as Áreas da Vida

Sua vida é uma tapeçaria complexa e intricada, composta por várias áreas, como relacionamentos, saúde, finanças, carreira e espiritualidade. O que frequentemente esquecemos é que todas essas áreas estão interconectadas por meio de nossas vibrações. Se você deseja criar uma vida extraordinária, precisa entender como as energias vibracionais fluem em cada uma dessas áreas.

O Mapa Vibracional Pessoal: Descobrindo Padrões Ocultos

O Mapa Vibracional Pessoal é uma ferramenta poderosa que revela os padrões ocultos de suas vibrações em todas as áreas da vida. Observando conscientemente suas emoções, pensamentos e crenças em cada área, você pode começar a identificar padrões que podem estar bloqueando ou facilitando seu progresso.

A Importância da Autoconsciência

A autoconsciência é a chave para criar seu Mapa Vibracional Pessoal. Ao se tornar mais consciente de como você se sente, pensa e age em relação a cada área da vida, você ganha o poder de fazer escolhas mais conscientes e intencionais. A autoconsciência é como uma bússola que o orienta na direção de manifestar seus desejos.

Transformando Áreas de Baixa Vibração em Oportunidades de Crescimento

Ao mapear suas vibrações em todas as áreas da vida, você pode descobrir áreas de baixa vibração que exigem atenção. Em vez de vê-las como obstáculos, aprenda a enxergá-las como oportunidades de crescimento. Transforme essas áreas elevando suas vibrações e aplicando as técnicas que você aprendeu ao longo deste livro.

A Jornada para a Realização em Todas as Áreas da Vida

Ao criar e explorar seu Mapa Vibracional Pessoal, você está dando um passo crucial em direção à realização em todas as áreas da vida. Este capítulo é uma jornada de autodescoberta que o levará a lugares que você nunca imaginou. É a chave para desbloquear o potencial ilimitado que existe dentro de você.

Um dos valores de ser humano é sua evolução. Para que isso aconteça e seja constante, é importante avaliá-la e monitorá-la, investindo o conhecimento e tempo necessários para a evolução constante em sua vida.

A vibração difere nas várias áreas da vida e ambientes em que vivemos e passamos. É essencial avaliar essas vibrações e entender qual deve ser a vibração ideal em cada área da vida para que você se torne quem veio a ser nesta existência.

Em muitos casos, nossas vibrações são baixas em certas áreas da vida ou ambientes por várias razões (conscientes ou inconscientes), por exemplo:

-Links energéticos desta vida ou vidas passadas;

-Formas-pensamento que ainda estão presentes;

-Dor persistente, ressentimentos e mágoas;

-Pactos que ainda honramos (desta vida, de antepassados, vidas passadas, inconscientes, etc.);

-Energias ligadas a outros seres ou obsessões;

-Emoções ligadas a memórias;

-Ancestralidade;

-Inconsciente coletivo;

-Desequilíbrios energéticos em qualquer nível;

-Maldições, ganchos ou ataques psíquicos, chips ou implantes;

-Campos energéticos aos quais estamos vinculados;

-Crenças limitantes e padrões de comportamento.

E a maneira de realizar a limpeza, desvinculação, equilíbrio e elevação das vibrações em cada área é com o SEED OF LIFE, em que, toda vez que o utilizamos, ele realiza um trabalho profundo e eleva naturalmente a vibração rapidamente.

À medida que mudamos essas vibrações, evoluímos nessas áreas, agindo e percebendo tudo de uma nova maneira. Deixamos de reagir a situações e passamos a contribuir para nossa evolução, a evolução de outros e a evolução como um todo.

Este MAPA VIBRACIONAL fornece orientação para saber onde estamos e para onde podemos ir.

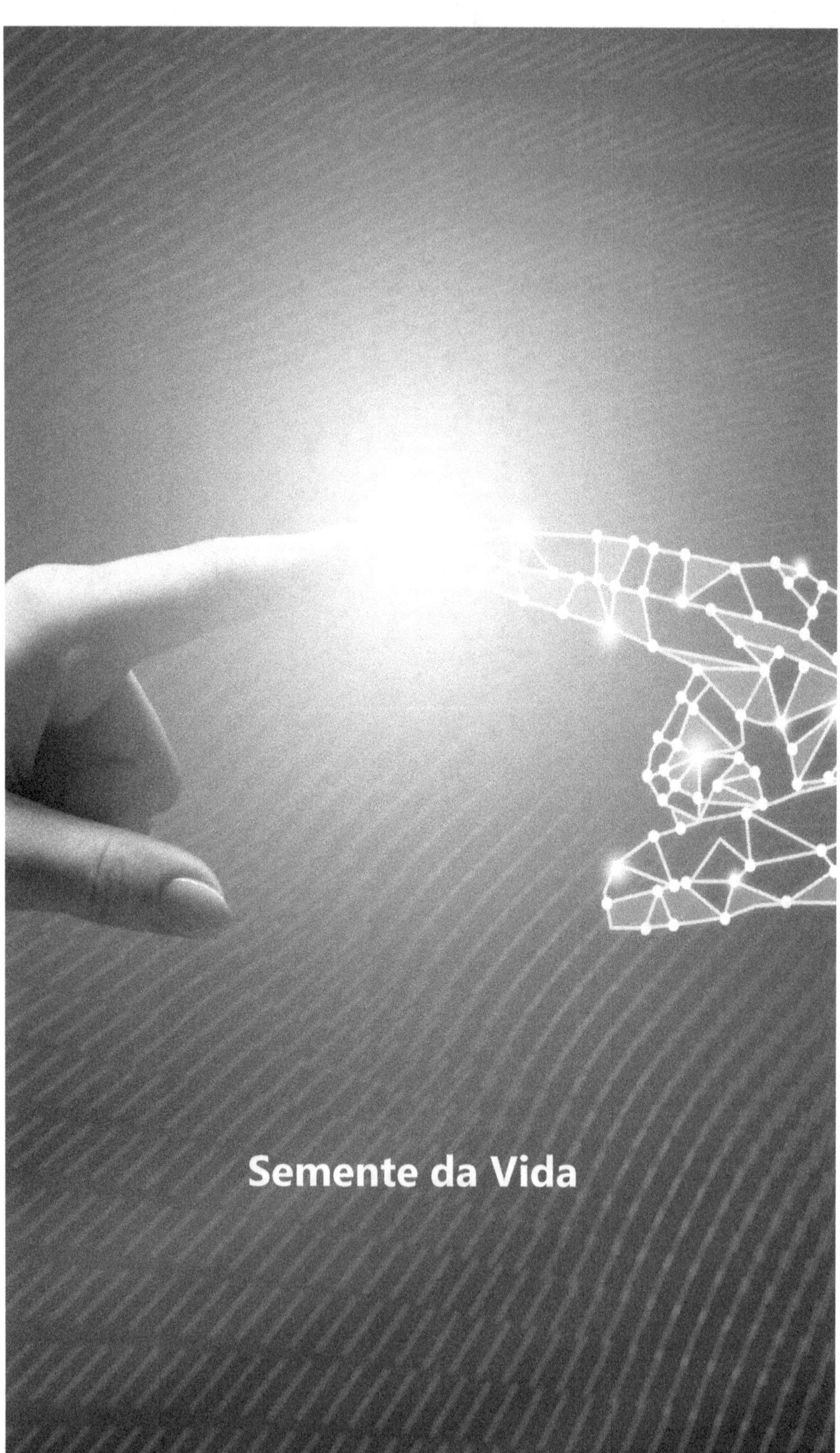

Semente da Vida

Já ouviu falar da Semente da Vida? Essa ferramenta de evolução é muito mais do que um simples instrumento; é um presente sagrado, guiado pela energia de Cristo, que nos conecta a mestres iluminados como Jesus e seres divinos de luz. Foi analisada, materializada e ajustada por dois alquimistas do coração, Candice E. S. Engler e Jackson Engler, que abriram as portas para uma jornada profunda e significativa de crescimento pessoal.

O Propósito Divino da Semente da Vida:

A Semente da Vida surgiu com uma grande missão: elevar a consciência humana. Ela é uma verdadeira mensageira do amor e da evolução, destinada a guiar aqueles que a utilizam por um caminho de iluminação e transformação. Seu propósito é simples, mas poderoso: oferecer EVOLUÇÃO ATRAVÉS DO AMOR.

Um Mapa para a Evolução Ideal:

Imagine ter uma ferramenta em suas mãos que permita explorar os cantos mais profundos de sua essência. A Semente da Vida é exatamente isso. Ela foi cuidadosamente construída para conduzi-lo por um processo de evolução ideal, projetado para elevar suas vibrações, expandir sua consciência e liberar seu potencial inexplorado.

Agora, imagine ter um guia detalhado, uma bússola interna que o direciona para atingir suas vibrações e potencial mais elevados. Isso é o que o Mapa Vibracional pode fazer por você, e sua importância é inegável.

Conheça-se de Maneira Profunda:

Já se perguntou por que certas áreas de sua vida parecem fluir com facilidade enquanto outras permanecem estagnadas ou desafiadoras? O Mapa Vibracional é a resposta. Ele permite que você se conheça de maneira profunda e íntima, revelando as frequências vibracionais no cerne de cada área de sua vida.

Identifique Bloqueios Invisíveis:

Às vezes, os bloqueios que o impedem de alcançar seus objetivos são invisíveis a olho nu. Eles se escondem nas sombras do seu subconsciente, minando seus esforços sem que você perceba. O Mapa Vibracional ilumina esses bloqueios, trazendo à tona os padrões de pensamento e comportamento que podem estar prejudicando seu progresso.

Direcione Sua Energia com Precisão:

Quando você entende suas vibrações em cada área de sua vida, adquire a capacidade de direcionar sua energia com precisão. Imagine o quão incrível seria focar sua atenção exatamente onde é necessário para atingir seus objetivos. Isso é o que o Mapa Vibracional oferece - a clareza para tomar decisões informadas e alinhar suas ações com suas intenções mais profundas.

Desperte Seu Potencial Inexplorado:

O Mapa Vibracional não apenas revela seus bloqueios; também destaca suas forças e potencial inexplorado. Imagine descobrir que possui um talento natural em uma área que nunca explorou completamente. O Mapa Vibracional ajuda a identificar essas jóias escondidas, permitindo que você as desenvolva e compartilhe com o mundo.

Alcance uma Vida Alinhada com Sua Verdadeira Essência:

A evolução vibracional é a chave para criar uma vida alinhada com sua verdadeira essência. O Mapa Vibracional é seu guia pessoal nessa jornada. Ele ajuda a elevar suas vibrações, transformar sua realidade e viver uma vida mais plena e significativa.

A importância do Mapa Vibracional é clara - é o seu caminho para a evolução, crescimento e autodescoberta. Não perca a oportunidade de mapear suas frequências vibracionais e criar uma vida que ressoe com sua essência mais profunda.

Mapeando Suas Vibrações:

A Ciência da Transformação Interior

Um dos aspectos mais empolgantes da Semente da Vida é a capacidade de mapear suas vibrações. Imagine ter um mapa vibracional detalhado de sua essência, revelando as energias que o impulsionam e aquelas que o desafiam.

Esse mapa se torna sua bússola, guiando-o na jornada em direção à sua expressão mais elevada.

Sessões da Semente da Vida: Uma Jornada de Transformação Pessoal

A magia da Semente da Vida se desdobra por meio de sessões profundas e pessoais. Imagine uma jornada em que você é o herói de sua própria história, navegando nas águas cristalinas de sua alma, descobrindo segredos ocultos e acendendo a luz de sua verdadeira essência. Cada sessão é uma oportunidade de autoexploração, autodescoberta e autotransformação.

A Jornada Começa Agora:

A jornada com a Semente da Vida é uma oportunidade única em sua vida para abraçar seu verdadeiro potencial. Ela é mais do que uma ferramenta; é um guia espiritual, um mentor amoroso e um farol de luz em seu caminho. Não perca a chance de experimentar a magia da Semente da Vida, mapear suas vibrações e transformar sua vida de maneira empolgante e impactante.

A Semente da Vida está pronta para recebê-lo. A evolução por meio do amor o aguarda. Sua jornada de transformação começa agora.

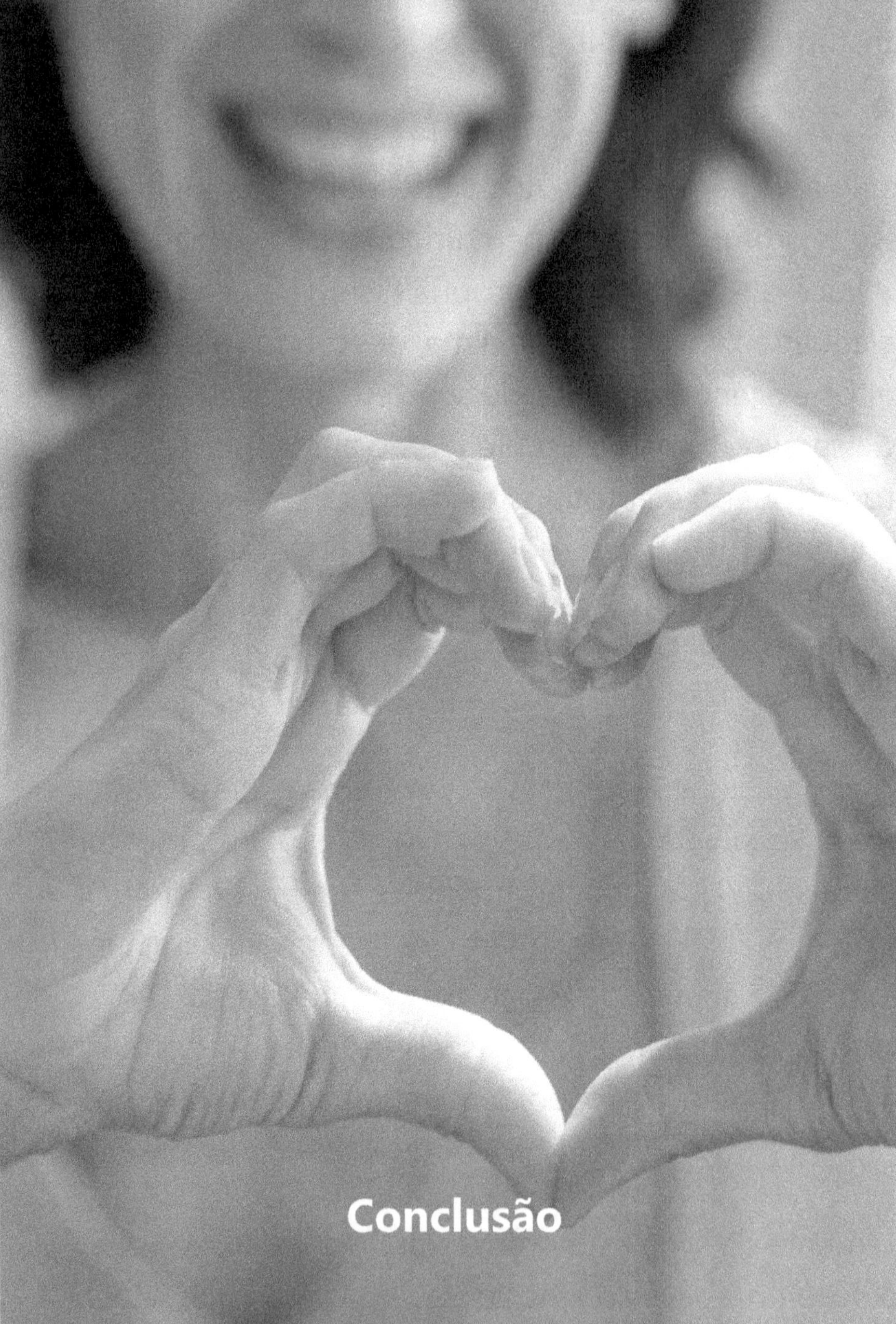
Conclusão

Conclusão

À medida que chegamos ao fim desta jornada incrível, queremos agradecer por nos acompanhar nesta exploração profunda do poder da Elevação Vibracional e do Mapa Vibracional para se tornar o Mestre de suas Emoções. Agora, você possui conhecimento valioso, uma bússola interna que o guiará na busca de uma vida extraordinária alinhada com sua verdadeira essência.

A importância da elevação vibracional é inegável. É a chave para desbloquear seu potencial ilimitado, transformar áreas de sua vida que deseja melhorar e viver com mais propósito, paixão e amor. E o Mapa Vibracional é sua ferramenta pessoal nesta jornada emocionante.

Agora, o próximo passo é seu. Sinta o desejo incontrolável de mapear as áreas de sua vida, mergulhar em sessões de Elevação Vibracional com a Semente da Vida e transformar significativamente sua realidade. A jornada da transformação começa com você, e agora você tem as ferramentas para dar os primeiros passos.

Para continuar se inspirando, aprofundando seu conhecimento e compartilhando suas próprias experiências de elevação vibracional, convidamos você a seguir nosso Instagram @iamigorgoldim. Lá, você encontrará conteúdo exclusivo, dicas e histórias inspiradoras para continuar sua jornada.

Obrigado por nos acompanhar nesta jornada de descoberta e crescimento. Lembre-se de que a evolução é um processo contínuo, e você é o arquiteto de sua própria vida. Continue elevando suas vibrações, manifestando seus desejos mais profundos e vivendo uma vida verdadeiramente apaixonada.

Sua jornada de transformação está apenas começando. Não perca a oportunidade de criar uma vida extraordinária. O futuro está repleto de possibilidades empolgantes. Vamos nos unir para elevar o mundo com nossas vibrações e viver a vida ao máximo.

Descubra nossos produtos: visite
https://igorgoldim.com.br/produtos-e-servicos e saiba
mais.

Bibliografia

Elevação Vibracional e Emoções:

"Inteligência Emocional" de Daniel Goleman.

"O Poder do Agora" de Eckhart Tolle.

"O Código das Emoções" de Dr. Bradley Nelson.

Física Quântica:

"O Universo Quântico" de Brian Cox e Jeff Forshaw.

"Os Mestres do Wu Li Dançante" de Gary Zukav.

"Enigma Quântico" de Bruce Rosenblum e Fred Kuttner.

Escala de Emoções de David Hawkins:

"Poder vs. Força" de David R. Hawkins.

"Transcendendo os Níveis de Consciência" de David R. Hawkins.

"Descoberta da Presença de Deus" de David R. Hawkins.

Autoconsciência e Transformação Pessoal:

"A Alma Despertada" de Michael A. Singer.

"Um Novo Mundo" de Eckhart Tolle.

"Coragem para Liderar" de Brené Brown.

Espiritualidade e Conexão Interna:

"A Profecia Celestina" de James Redfield.

"As Sete Leis Espirituais do Sucesso" de Deepak Chopra.

"O Poder do Hábito" de Charles Duhigg.

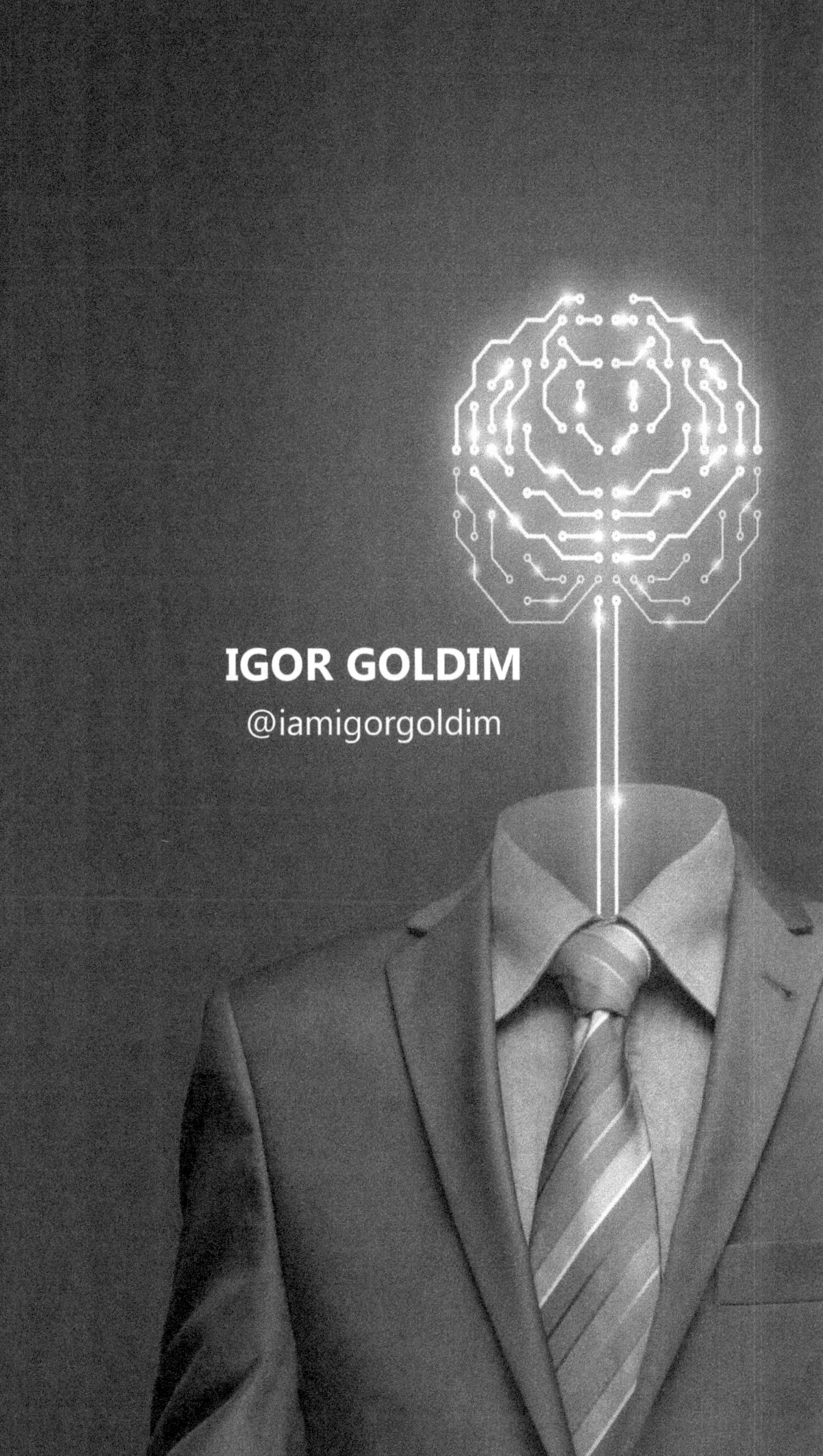
IGOR GOLDIM
@iamigorgoldim

www.ingramcontent.com/pod-product-compliance
Lightning Source LLC
Chambersburg PA
CBHW050853260726
48660CB00006B/2602